DE QUELQUES

MALFORMATIONS DE L'URÈTHRE

AU POINT DE VUE DU DÉVELOPPEMENT

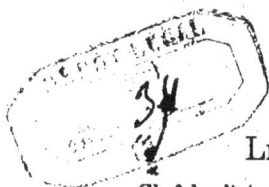

PAR

Le Dr VOITURIEZ,

Chef de clinique chirurgicale à la Faculté libre de Lille.

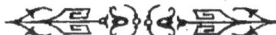

LILLE,

AU BUREAU DU *JOURNAL DES SCIENCES MÉDICALES*,

56, RUE DU PORT.

—

1887.

DE QUELQUES

MALFORMATIONS DE L'URÈTHRE

AU POINT DE VUE DU DÉVELOPPEMENT

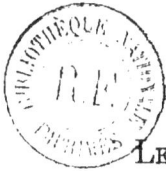

PAR

Le Dr VOITURIEZ,

Chef de clinique chirurgicale à la Faculté libre de Lille.

∼✦✦✦∼

LILLE

IMPRIMERIE L. DANEL.

—

1887

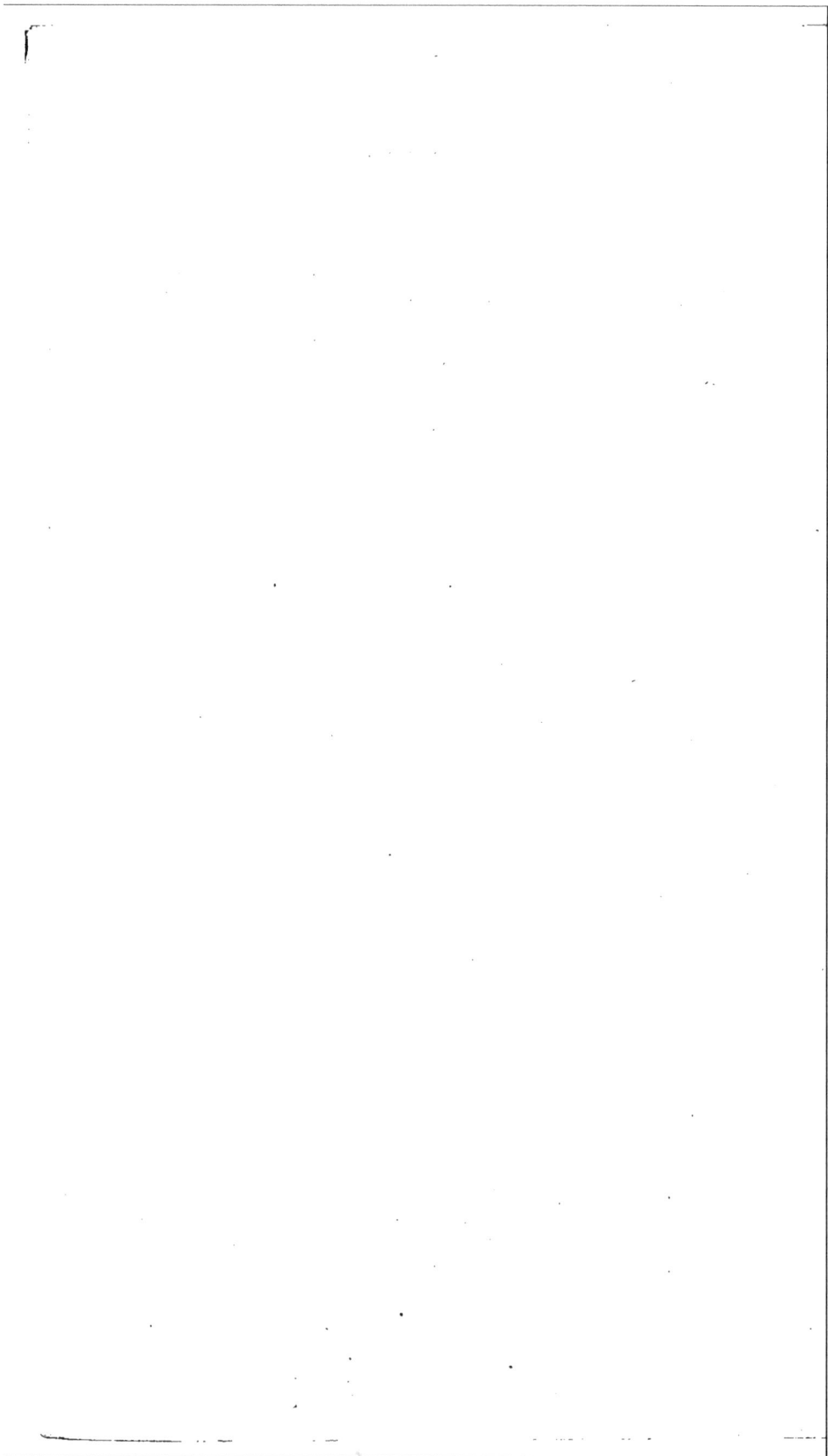

DE QUELQUES
MALFORMATIONS DE L'URÈTHRE
AU POINT DE VUE DU DÉVELOPPEMENT

Par le Dr VOITURIEZ,

Chef de clinique chirurgicale à la Faculté libre de Lille.

———

Les malformations du canal de l'urèthre ont été décrites depuis très longtemps ; cependant on peut dire que le mécanisme de leur production est encore imparfaitement connu. Cela tient à la diversité des cas observés, qui se prête mal à une pathogénie unique, et aussi à ce que beaucoup d'observations publiées sont anciennes et incomplètes. L'étude fructueuse des anomalies repose, d'ailleurs, sur la connaissance du développement normal, et il s'en faut que ce chapitre de l'embryologie soit complètement achevé.

Néanmoins, nous avons trouvé, dans la thèse d'agrégation de M. le professeur Guyon (1), non seulement un recueil de faits des plus intéressants, mais encore un exposé synthétique des diverses malformations de l'urèthre de l'homme.

Il n'est pas inutile de rappeler d'abord, en quelques mots, l'anatomie normale du canal de l'urèthre et d'insister sur le développement de ses diverses portions.

(1) *Des vices de conformation de l'urètre chez l'homme et des moyens d'y remédier.* Paris, 1863.

Dans son enseignement de Necker (1), M. Guyon divise le canal de l'urèthre en deux régions : l'urèthre antérieur et l'urèthre postérieur. Cette division est fondée, ainsi que nous le verrons, sur le développement; elle repose, en outre, sur des différences dans leur structure et dans leur pathologie.

L'urèthre postérieur correspond au segment compris entre le col de la vessie et le collet du bulbe, c'est-à-dire la portion prostato-membraneuse. L'urèthre antérieur va du collet du bulbe au méat urinaire.

L'on peut, de plus, diviser l'urèthre antérieur en trois régions : la portion périnéale ou bulbeuse, la portion spongieuse et la portion balanique.

La première diffère de la seconde en ce qu'elle ne fait pas partie de la région apparente et saillante du pénis ; de même, la portion balanique présente, au point de vue morphologique, des particularités sur lesquelles nous insisterons plus loin et qui nous paraissent justifier une dénomination spéciale.

D'ailleurs, l'anatomie macroscopique seule dénote une différence remarquable entre la portion spongieuse et la portion balanique. Si l'on fait, sur le pénis à l'état de flaccidité, une série de coupes perpendiculaires à son axe, on voit la lumière du canal réduite à une fente transversale, horizontale ; au contraire, dans toute l'épaisseur du gland, la fente est disposée verticalement jusqu'au méat.

Le développement du canal de l'urèthre a été étudié recemment en détail, par Debierre, dans sa thèse d'agrégation (2). Voici ce qu'il est essentiel d'en retenir. L'urèthre postérieur (portion prostato-membraneuse) est représenté, chez l'embryon, par le sinus uro-génital ; ce sinus lui-même constitue d'abord la partie la plus antérieure du cloaque ; dès la 4me semaine, le cloaque s'ouvre à l'extérieur ; un peu plus tard (7me semaine) un cloisonnement transversal divise le cloaque en deux et

(1) Voir art. *Urèthre*. Dict. de Jaccoud.
(2) *Développement de la vessie, de la prostate et du canal de l'urèthre* Paris, 1883.

isole ainsi le tube intestinal du sinus uro-génital. Il résulte de
ces faits, que la portion prostato-membraneuse est dérivée
primitivement d'une formation endodermique (1). Au contraire,
l'urèthre antérieur est une dépendance de l'ectoderme. Vers
la 6ᵐᵉ semaine, apparaît, au-dessus de l'orifice uro-génital et
le surplombant, le tubercule génital, rudiment ectodermique
du pénis. Ce tubercule se creuse ensuite sur la face inférieure
d'une gouttière (9ᵐᵉ semaine) ; les lèvres de cette gouttière
s'écartent en arrière, de manière à circonscrire l'orifice uro-
génital ; en dehors de ce liseré, se développe de chaque côté
un repli cutané (repli génital) qui est l'ébauche du scrotum.
Les bords de la gouttière génitale tendent plus tard à se rap-
procher et à se souder sur la ligne médiane, en commençant
par la partie la plus éloignée du gland, de sorte que le sinus
uro-génital (urèthre postérieur) vient se continuer directement
avec le canal pénien, dérivé de la gouttière génitale. Telle est
la description classique.

Mais si l'on veut étudier les détails de formation du méat,
du gland, de la fosse naviculaire, on ne trouve dans les
auteurs que des renseignements peu précis. M. le professeur
Tourneux a bien voulu mettre à notre disposition une série de
coupes pratiquées chez des embryons, variant de trois à quatre
mois, et qui éclairent ce point de développement. Ces coupes
faites perpendiculairement à l'axe de la verge, depuis la racine
jusqu'à l'extrémité du gland, permettent d'étudier la formation
de la gouttière génitale, son étendue et ses limites.

De l'examen de ces préparations, il résulte qu'au niveau de
la portion balanique, l'urèthre est primitivement représenté
par un *bourgeon lamellaire plein, médian et vertical*, qui
s'étend sur toute la face inférieure du gland (fœtus 5,5/7 centi-
mètres, 8,3/11 centim., milieu et fin du 3ᵉ mois lunaire). Cette
lame épithéliale s'enfonçant, comme un coin, dans le tissu
mésodermique du gland, ne résulte pas d'un prolongement an-

---

(1) Si l'on admet l'opinion de Baer, His, Mathias Duval.

térieur de la gouttière uréthrale (portion spongieuse), bien qu'elle se trouve en continuité, par son extrémité inférieure ou postérieure, avec les parois de cette gouttière : elle se développe à la fois dans toute la hauteur du gland et dérive manifestement de l'épithélium qui en tapisse la surface.

C'est là un fait important au point de vue tératologique, car le développement de la lame épithéliale balanique n'étant pas forcément rattaché à celui de la gouttière uréthrale, ces deux formations peuvent rester distinctes ; dans ce cas, le gland sera traversé par un canal ouvert ou non à son sommet, mais séparé de la portion spongieuse par une cloison d'épaisseur variable. La lame balanique pourra même ne se constituer qu'à l'extrémité du gland, qui présentera alors une dépression plus ou moins profonde, mais ne communiquant pas avec l'extrémité antérieure du canal uréthral proprement dit.

En même temps que l'épithélium qui recouvre la face inférieure du gland donne naissance profondément à la *lame épithéliale,* dont nous venons de parler, il bourgeonne au dehors et ne tarde pas à constituer une sorte de crête longitudinale répondant exactement au trajet de la lame. C'est à la surface de cette saillie épithéliale que la gouttière uréthrale se creuse progressivement un sillon, de la base jusqu'au sommet du gland. Ce sillon se convertit ensuite en un canal par soudure de ses deux bords sur la ligne médiane.

Ce n'est que plus tard, que les deux crêtes mésodermiques, qui bordent la *lame épithéliale,* se prolongent en bas et viennent circonscrire le canal de l'urèthre qui se trouve ainsi enveloppé de toutes parts par le tissu mésodermique avec la lame épithéliale attenant à sa paroi supérieure. Plus tard encore, la cavité du canal de l'urèthre (portion balanique). envahira la lame épithéliale et prendra sa forme caractéristique de fissure verticale. Nous ne pouvons insister plus longuement sur la fermeture en bas de la gouttière uréthrale et sur l'englobement du canal par le tissu mésodermique du gland ; ce phénomène est en rapport intime avec le développement du prépuce et

avec la formation du frein. Nous nous contenterons d'indiquer
· ici, que la portion balanique du canal de l'urèthre est cons-
tituée, dans toute sa longueur, sur le fœtus de 11/16 centi-
mètres (fin du 4ᵉ mois lunaire); le prépuce recouvre alors
entièrement la surface du gland.

Au point de vue du développement, il est donc légitime de
diviser le canal de l'urèthre en trois segments :

1° La portion prostato-membraneuse (sinus uro-génital);

2° La portion bulbo-spongieuse (gouttière génitale);

3° La portion balanique, résultat d'une formation épithéliale
distincte.

Les principales malformations de l'urèthre reconnaissant
pour cause des arrêts de développements, il sera aisé d'ap-
pliquer, à la pathogénie, les données précédemment acquises,
et de démontrer que la différence originelle des diverses
portions du canal rend compte des nombreuses variétés d'anomalies observées.

Rappelons d'abord la loi de Coste que l'on peut formuler
ainsi : *Les organes sont d'autant plus frappés d'arrêt de
développement, que leur formation est plus tardive.* Il
faudra donc s'attendre à rencontrer bien plus souvent des anomalies de la région balanique que de l'urèthre postérieur :
c'est, en effet, ce qui a lieu.

Guyon divise les anomalies du canal de l'urèthre en trois
groupes : les rétrécissements congénitaux, les imperforations
et les fissures.

Les rétrécissements ne nous arrêteront pas ; on les a ren-
contrés sur tous les points du canal, depuis le méat jusqu'au
col de la vessie. Ils sont annulaires, canaliculés ou valvulaires.
Leur formation est mal connue, Les rétrécissements valvulaires peuvent s'expliquer cependant ; on sait qu'à l'état normal
existent, surtout à la paroi supérieure de l'urèthre, des dépres-
sions allongées, décrites et figurées déjà par Morgagni dans ses
Lettres anatomiques. Leur face inférieure prend souvent
l'aspect d'une valvule à bord libre, et l'orifice regarde géné-

ralement vers le méat ; mais, dans certains cas, l'orientation des valvules est opposée et, si elles sont assez développées, elles peuvent alors obstruer la lumière du canal, au moment de la miction ; de là, des *dilatations* de l'urèthre en amont de l'obstacle.

Le second groupe comprend les imperforations, les cloisonnements et l'absence de l'urèthre.

Nous avons cru utile de remplacer la description toujours longue et diffuse par quelques figures schématiques qui permettent de saisir, d'un coup d'œil, les principales malformations. Il suffira d'indiquer ensuite brièvement à quel arrêt de développement correspondent les anomalies observées.

1re variété. — *Imperforation du méat.* — Dans cette forme, le méat est bien dessiné, mais ses lèvres sont accolées (Fig. A).

Imperforation du gland — (Witehead). — Il n'existe pas de trace de canal dans toute l'étendue du gland. Le reste de l'urèthre est normal.

La malformation porte uniquement sur l'urèthre balanique.

Le bourgeon épithélial lamellaire, qui pénètre dans l'intérieur du gland, ne s'est pas creusé intérieurement, de façon à constituer le premier segment du canal.

2me variété — (Seuvre) (1). — Il existe, au niveau de la portion membraneuse de l'urèthre, une cloison résistante (Fig. B).

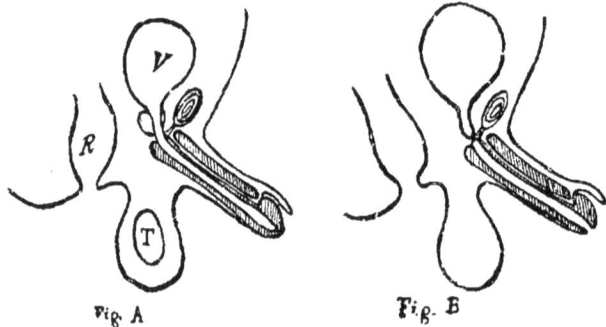

Fig. A   Fig. B

(1) *Société anatomique de Paris.* Fév. 1874.

3me variété. — *Triple occlusion, au niveau du méat, à la base du gland et à la région membraneuse de l'urèthre. Perméabilité de l'ouraque* (Zohrer) (Fig. C). — Ici, les arrêts de développement sont multiples. L'urèthre balanique s'est creusé intérieurement, mais le travail est resté inachevé, le méat est imperforé. Et l'urèthre pénien est demeuré fermé en avant.

Pour expliquer la cloison de la région membraneuse de l'urèthre déjà figuré (Fig. B), il faut admettre que le cloaque ne s'est ouvert à l'extérieur que dans la portion anale, et est demeuré imperforé dans sa partie génitale.

4me variété. — *Occlusion au niveau de l'urèthre postérieur, anus imperforé* (Fearn). — Ici, l'arrêt de développement est manifeste ; il a porté sur toute l'étendue du cloaque qui est resté fermé ; néanmoins, le cloisonnement transversal s'est effectué et a isolé le rectum de l'urèthre.

5me variété — (Depaul). — *Cloison à la portion membraneuse, communication du rectum imperforé avec la vessie* (Fig. D).

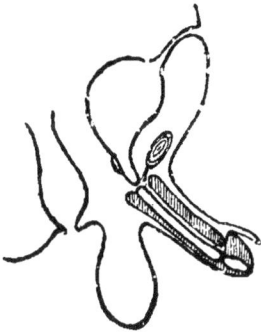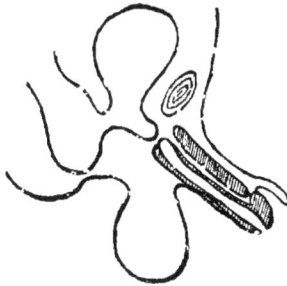

Fig. C   Fig. D

Même aspect que précédemment ; mais ici le cloisonnement transversal a lui-même été interrompu.

6me variété — (Pigné). — *Pas d'urèthre antérieur. Imper-*

foration anale. Communication du rectum avec la vessie.

Le pénis était formé de tissu compacte. Il n'y avait pas eu de gouttière génitale : pas d'ouverture cloacale, pas de cloisonnement transversal.

7me variété — (Marjolin (1), Tarnier (2), Duret (3). — *Urèthre normal ; imperforation de l'anus ; communication du rectum avec l'urèthre postérieur.*

Le cloisonnement transversal est resté incomplet, de même, le cloaque ne s'est ouvert qu'*en avant* et est demeuré fermé dans sa partie anale.

8me variété — (Richardson, Goschler) (4). — *Pas de pénis, orifice des uretères et des spermiductes dans le rectum.*

Il s'agit ici d'une véritable persistance du cloaque.

Bien qu'un certain nombre de ces variétés présentent, au point de vue du mécanisme de leur formation, une certaine obscurité, il n'en est pas moins vrai que la connaissance de l'évolution embryonnaire éclaire particulièrement la pathogénie des types 1, 4, 5, 6 et 8. D'ailleurs, ces types n'épuisent pas la série des combinaisons tératologiques, et il est probable que l'on aura l'occasion d'observer des cas plus complexes encore.

Les fissures uréthrales comprennent l'épispadias et l'hypospadias.

L'épispadias ne paraît pas uniquement dû à un arrêt de développement et se rattache à une inversion de l'urèthre : aussi l'écartons-nous de notre sujet.

L'hypospadias doit, au contraire, nous retenir. Il résulte de ce que la gouttière génitale ne s'est pas fermée dans toute son

---

(1) *Soc. chir.* Paris, 1869.
(2) *Soc. chir.* Paris 1873.
(3) *Congrès de Chir. français.* Paris, 1885.
(4) Les variétés, dont les sources ne sont pas indiquées en note, sont citées dans la thèse de Guyon.

étendue, mais persiste partiellement. De là, plusieurs variétés d'hypospadias (1).

Dans la première (*hypospadias périnéo-scrotal*), le sinus uro-génital s'ouvre directement au périnée ; les deux bourses sont séparées et situées de chaque côté de l'orifice ; le pénis imperforé surplombe ; il est généralement peu développé et fortement courbé en bas ; le tout ressemble beaucoup aux organes génitaux femelles.

Dans la 2me variété (*hypospadias péno-scrotal*), les bourses sont réunies ; la portion périnéale de la gouttière s'est fermée, mais la portion pénienne reste ouverte. L'orifice de l'urèthre occupe l'*angle péno-scrotal*.

Dans une 3me variété (*hypospadias pénien*), la gouttière s'est refermée dans une certaine étendue du pénis, mais non dans sa totalité.

Enfin, il existe une variété d'*hypospadias balanique* dans lequel la portion de la gouttière correspondant au gland est demeurée ouverte.

Nous avons eu l'occasion d'en observer un cas que nous résumons ici.

OBSERVATION I.

Jeune homme, 29 ans, célibataire. Bonne constitution.

Le pénis est bien développé, ainsi que les testicules. Le gland est découvert ; le prépuce réduit à son limbe supérieur. Le canal de l'urèthre s'ouvre à la base même du gland ; à ce canal, fait suite une fissure verticale, s'étendant de la base même au sommet du gland, et ouverte inférieurement.

Cette fissure représente toute la portion balanique de l'urèthre restée ouverte. Il n'existe pas de frein.

On a vu, en outre, certaines anomalies du méat (méat en 8 de chiffre (Jarjavay), méat à 4 lèvres (Malgaigne), duplicité du méat), qui s'expliquent par le double processus formatif de la région balanique du canal sur lequel nous avons déjà insisté.

(1) Duplay. *Arch. de médecine*, 1874 et 1880.

Quelques hypospadias coïncident avec la persistance du méat à sa place normale et même avec l'existence indépendante d'un canal balanique.

Cruveilhier (1) en a cité des exemples, mais n'a pas cherché à en donner l'explication ; nous en publions ici plusieurs cas personnels.

Observation II.

Imperforation du méat — Orifice ponctiforme à la base du gland.

Le nommé A..., âgé de 5 ans, entre à l'hôpital de la Charité, en janvier 1887. Cet enfant présente une malformation, dont ses parents demande qu'on le guérisse.

L'enfant est robuste et n'a aucune autre malformation apparente.

Les organes génitaux sont bien développés ; les testicules sont dans les bourses ; le prépuce ne recouvre pas le gland et forme, en arrière de lui, un capuchon épais et charnu ; il manque à la face inférieure du gland. Au sommet du gland, on trouve la fente du méat normale ; mais les lèvres sont accolées. A quelques millimètres en dessous du méat, au niveau du frein, on trouve une petite saillie mamelonnée, dont le sommet est percé d'un orifice très étroit : cet orifice ne permet pas l'introduction du stylet ; l'urine s'écoule au moment de la miction, par ce petit pertuis, sous forme d'un jet filiforce, mais projeté avec une grande force.

L'exploration du canal est faite avec une sonde de Bowman ; on pénètre ainsi librement dans l'urèthre, du côté de la région spongieuse ; mais du côté du gland la sonde est arrêtée immédiatement ; le canal ne se continue donc pas dans son épaisseur.

L'intervention étant demandée par les parents et, d'ailleurs, la malformation devant s'opposer plus tard aux fonctions génitales, on se décide à une intervention.

22 février. — Au début de la chloroformisation, l'enfant urine tout d'un coup, par relâchement des sphincters, et lance un jet d'urine filiforme et presque vertical à une hauteur de 1 mètre 25.

L'opération, pratiquée par M. Duret, consiste à débrider largement le gland depuis l'orifice anormal jusqu'à la commissure supérieure du méat. L'écoulement sanguin est peu abondant ; puis on prolonge l'in-

(1) *Traité d'anat. pathol. generalc.* Paris, 1852.

cision opératoire par deux incisions latérales partant du méat. Les bords de l'orifice cutané sont avivés ; puis on introduit une sonde molle n° 10 ; on suture, au-dessous de la sonde, les bords cruentés de l'incision, de sorte que le canal se trouve prolongé jusqu'au gland. Les sutures sont faites au crin de Florence.

Les suites opératoires furent des plus bénignes ; pas de fièvre ; un peu d'œdème préputial.

Au quatrième jour, on enlève les points de suture. La suture a cédé en un point, le plus reculé.

Le méat est reformé ; le gland est perméable dans toute son étendue, mais il persiste une petite fistule pénienne. L'urine s'écoule librement à la fois par les deux orifices.

Deux mois après, la fistule pénienne s'est oblitérée et l'enfant urine librement par son méat.

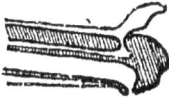 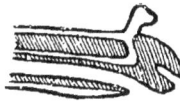

Fig. E   Fig. F.

Si nous nous reportons à la Fig. E qui représente schématiquement le cas précédent, nous voyons que le gland est normalement conformé ; le méat existe, mais l'urèthre balanique manque, le canal s'arrêtant à la base même du gland où il se termine en cul-de-sac. Seulement, sa face inférieure est percée d'un orifice par lequel se fait la miction. Nous nous trouvons donc en présence d'un arrêt de développement qui a porté sur le segment le plus antérieur du canal. L'invagination ectodermique qui lui donne naissance, sous forme d'un bourgeon lamellaire vertical, s'est produite, puisque le méat existe, mais il ne s'est pas creusé intérieurement et ne s'est pas abouché avec l'urèthre spongieux. En outre, la gouttière génitale est restée ouverte en un point ; de là, l'orifice anormal.

Devant des cas de ce genre, Dionis, Sabatier, Bérard avaient admis que la malformation primitive était l'imperforation du gland, l'orifice anormal étant secondaire et dû à la pression excentrique exercée par l'urine sur le canal ; sous cette influence, il y aurait eu rupture et production d'une fistule congénitale.

Cette explication nous paraît justement abandonnée aujour d'hui.

OBSERVATION III.

Hypospadias rétro-balanique. — Existence du méat et d'un urèthre balanique indépendant.

Le nommé L..., âgé de 26 ans, infirmier, demande nos soins pour une blennorhagie.

A l'inspection de la verge, on constate une malformation qui n'avait jamais attiré l'attention de cet homme.

Le pénis est bien développé ; le prépuce est long et peut recouvrir tout le gland ; mais il est beaucoup plus court à la face inférieure.

Les testicules sont normaux ; pas de hernie congénitale, ni d'autres malformations apparentes.

L'extrémité du gland est percée d'un orifice à peu près circulaire, qui représente le méat ; on peut introduire dans cet orifice une bougie N° 12, qui pénètre de 6 millimètres ; une bougie filiforme, introduite ensuite, s'arrête à la même profondeur.

. A quelques millimètres au-dessous du méat, à l'endroit où existe normalement le frein, se trouve l'ouverture anormale du canal de l'urèthre ; le conduit, à ce niveau, est taillé en biseau, aux dépens de sa face inférieure, de sorte que la paroi supérieure du canal apparaît à l'œil dans une certaine étendue ; la muqueuse présente les caractères de celle du conduit uréthral ; on remarque plusieurs orifices ou *foramina* de Morgagni.

Le calibre du canal est normal et permet l'introduction de sondes volumineuses.

Dans cette observation, Fig. F., la gouttière génitale est restée largement ouverte à son extrémité antérieure ; de là un hypospadias type. Mais le méat existe à sa place normale et se continue par un canal relativement long. Ce fait démontre l'indépendance de la formation de l'urèthre spongieux et de l'urèthre balanique. Tout ce qui a été dit précédemment nous dispense d'insister sur ce point.

OBSERVATION IV.

Fissure balanique complète. — Orifice de l'urèthre en arrière du gland.

T..., 43 ans, marié, a eu trois enfants. La miction et l'éjaculation se font aisément et le jet porte à distance.

Le gland est tout à fait découvert ; en relevant le pénis de manière à voir sa face inférieure, on constate que le gland est fendu sur la ligne médiane inférieurement, depuis sa base jusqu'au sommet. En arrière de la fissure balanique, à 2 ou 3 millimètres, un opercule arrondi, d'environ 2 m/m de diamètre, laisse couler facilement l'urine ; le canal a son calibre normal au delà.

On peut enfoncer une sonde n° 16 dans la fente balanique, jusqu'à un centimètre, depuis le sommet du gland. Une sonde plus fine pénètre de 15 m/m dans un diverticule plus étroit, mais on ne peut néanmoins pénétrer par là dans l'urèthre pénien.

L'observation IV se rapproche, par certains traits, des observations I et II : le point sur lequel nous appelons l'attention est l'existence d'un diverticule siégeant à la face supérieure de la fissure. Ce diverticule n'est autre que la valvule de Guérin, qui est déjà représentée chez l'embryon, par une dépression remarquable de la muqueuse de la paroi supérieure du canal balanique.

On a enfin parlé de cas de duplicité de l'urèthre avec une verge simple. Le fait n'a jamais été observé scientifiquement et paraît contraire aux données embryologiques les mieux établies : il est probable qu'il s'agissait, dans les cas cités, d'hypospadias, avec persistance du méat et de l'urèthre balanique.

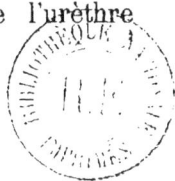

2

www.ingramcontent.com/pod-product-compliance
Lightning Source LLC
Chambersburg PA
CBHW050445210326
41520CB00019B/6085